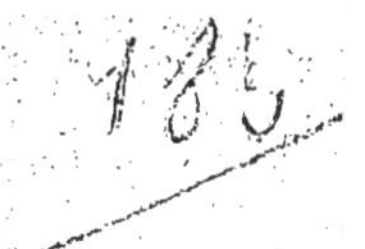

HOMMAGE DE L'AUTEUR

à M..............................

CONFÉRENCES

Faites à la Polyclinique par le

Dr ALBERT MASSON

Médecin de l'Assistance publique

Ex-chef de Clinique ophthalmologique à la Faculté de Lyon

PREMIER FASCICULE

DE L'INFLUENCE

DES

Théories Microbiennes

SUR LE TRAITEMENT DES

AFFECTIONS OCULAIRES

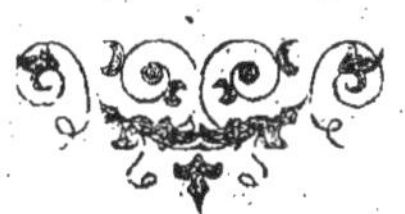

LYON

IMPRIMERIE A. ALRICY & FAUQUE

5, cours Lafayette, 5

—

1890

HOMMAGE DE L'AUTEUR

à M..

CONFÉRENCES

Faites à la Polyclinique par le

Dr ALBERT MASSON

Médecin de l'Assistance publique

Ex-chef de Clinique ophthalmologique à la Faculté de Lyon

PREMIER FASCICULE

DE L'INFLUENCE

DES

Théories Microbiennes

SUR LE TRAITEMENT DES

AFFECTIONS OCULAIRES

LYON

IMPRIMERIE A. ALRICY & FAUQUE

5, cours Lafayette, 5

1890

DE L'INFLUENCE

DES

THÉORIES MICROBIENNES

SUR LE TRAITEMENT DES

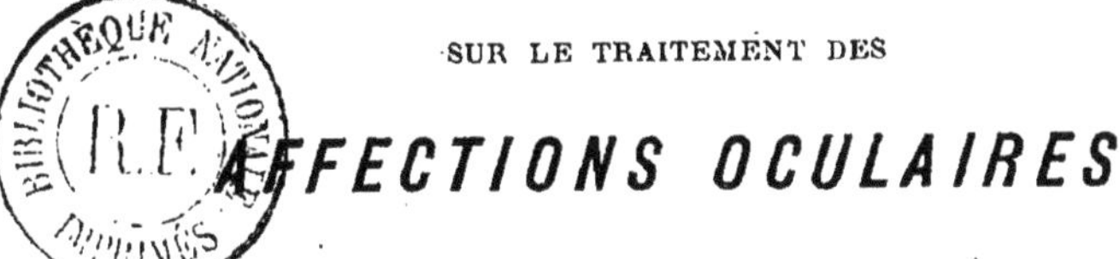

AFFECTIONS OCULAIRES

AVANT-PROPOS

En oculistique, plus peut-être que partout ailleurs, l'influence des théories microbiennes a été bienfaisante et a profité aux malades, aussi bien au point de vue prophylactique qu'au point de vue thérapeutique ordinaire.

Étudier les modifications heureuses apportées par la nouvelle doctrine n'est pas, à notre avis, faire œuvre indifférente, et les publier en les résumant, c'est rendre service à tous les praticiens que les nécessités de la vie tiennent éloignés des laboratoires, quand ils auraient tout intérêt à faire profiter leurs clients des conquêtes nouvelles de la science médicale.

C'est à la demande de ceux qui s'intéressent aux travaux de notre Clinique que nous publions ces conférences, et c'est en même temps pour démontrer une fois de plus que notre consultation gratuite est un champ d'observations qui permet de se faire une opinion raisonnée sur les travaux des ophtalmologistes sérieux (1).

Ce travail étant une espèce de revue d'ensemble, le plan à suivre s'imposait de lui-même, et nous avons étudié successivement :

Les précautions que les nouvelles théories imposent :

1 Avant l'opération (prophylaxie) ;
2° Pendant l'opération (antiseptie chirurgicale ;
3° Après l'opération (pansements antiseptiques).

Nous avons examiné ensuite les modifications que les théories actuelles ont apportées dans le traitement des affections de l'organe et de ses annexes, paupières, cils, voies lacrymales conjonctives (kératites, traumatismes de toutes natures, etc.)

---

(1) Dans notre consultation, nous ne nous inquiétons jamais de ces individualités qui ne sont connues par aucun travail scientifique, et qui cherchent à en imposer aux crédules par des procédés sans dignité, qui semblent venir, en droite ligne, de l'autre côté du Rhin.

PREMIÈRE CONFÉRENCE

CONSIDÉRATIONS GÉNÉRALES

Sauf de très rares exceptions, on peut dire que l'œil porte en lui-même, d'une façon à peu près constante, des germes d'infection qui ne demandent, pour éclore et proliférer, qu'une occasion favorable.

Des expérimentateurs consciencieux (1) ont, en effet, recueilli le liquide des culs-de-sac conjonctivaux, et en le portant, avec toutes les précautions nécessaires, dans des tubes de gélatine préalablement stérilisée, ils ont réussi, sinon toujours, du moins dans la majorité des cas, à créer des colonies microbiennes, dont le rapide développement aurait pu avoir pour l'œil les plus terribles conséquences.

On peut considérer, le microbe le plus inoffensif en apparence, comme un ennemi disposé à profiter de la plaie la plus légère, et même d'une simple desquamation épithéliale, pour pénétrer dans les tissus. Une fois entré, par effraction, il se multiplie avec une rapidité en rapport avec ses aptitudes, et les facilités que lui procurent les milieux dans lesquels il se trouve plongé.

Avant toute opération, qui a pour résultat, en créant une plaie, d'ouvrir une porte d'entrée, il importe donc de se débarrasser, autant que possi-

(1) Parmi lesquels, surtout, un de nos anciens maîtres, M. le professeur Gayet.

ble, de ceux de ces adversaires qui peuvent être atteints et détruits par les moyens dont dispose la chirurgie actuelle.

Prophylaxie. — Il fut un temps où l'on se contentait d'un lavage sommaire.

La toilette de l'œil se faisait alors avec quelques gouttes d'eau tiède quelques instants avant l'opération.

Un simple examen à la loupe montra bien vite que cette propreté apparente était loin de la propreté chirurgicale. Sans parler de ce qu'on trouvait dans les poils des sourcils, à leur base ou dans leur voisinage, on s'aperçut que les replis et les rides des paupières, les orifices plus ou moins béants des glandes étaient comme autant de retraits favorables, pouvant dissimuler la présence du microbe.

Ce n'est pas tout.

On avait remarqué, depuis longtemps, que certaines plaies, inoffensives d'ordinaire, empruntaient une gravité exceptionnelle à leur coïncidence avec d'autres affections très bénignes en apparence.

Ainsi, par exemple, une ulcération traumatique légère de la cornée dégénérait rapidement en ulcère à hypopion, et en abcès, quand le malade était porteur d'une affection chronique des voies lacrymales.

Cette observation dénonçait les mesures à prendre dans certaines interventions chirurgicales, surtout dans le cas de cataracte. En pareille circonstance, la pointe du couteau de Grœffe pouvait jouer le rôle de lancette inoculatrice. Le microbe, recueilli sur la lame, pouvait se trouver brusquement déposé dans le vitré, qui constitue une admirable humeur de culture, et la panophthalmie se trouvait, par suite, inévitable.

Il importe donc beaucoup de s'assurer de l'état des voies lacrymales, et de les soigner préalablement, s'il y a lieu.

La caroncule lacrymale, les culs-de-sac conjonctivaux, surtout les culs-de-sac inférieurs, sont assez facilement nettoyés et atteints par les liquides antiseptiques, mais cette facilité est loin d'exclure l'attention et la minutie.

On a créé des modèles d'élévateurs creux criblés de petits orifices, qui peuvent laver les culs-de-sac comme le ferait la pomme d'un arrosoir, mais nous pensons qu'une irrigation simple, faite avec le tube-syphon de Weber ou toute autre installation analogue, peut absolument remplacer cet instrument spécial.

Quoi qu'il en soit, si le chirurgien a, la plupart du temps, le choix des moyens, il est, dans tous les cas, strictement obligé de remplir l'indication et il ne doit rien tenter, surtout quand il opère dans un milieu comme celui d'un hospice, sans avoir pris les précautions suivantes :

A. — Nettoyage minutieux à l'aide des solutions antiseptiques fortes, des régions voisines du terrain opératoire ;

B. — Usage alternatif du linge rude et du coton hydrophyle, aseptique ou antiseptique pour les endroits où il est indispensable de procéder avec douceur ;

C. — Emploi d'une brosse analogue à une brosse à ongles pour assurer le nettoyage des sourcils et même des cils.

Les liquides, dont l'usage est recommandé, peuvent, pour ces différentes opérations, être employés tièdes.

L'injection des voies lacrymales, le lavage

des conjonctives palpébrales ou bulbaires, réclame nécessairement l'emploi de moyens plus doux et de liquides moins irritants.

Une solution de sublimé, allant de la formule de la liqueur de Van Swiéten à celle de Sattler, c'est-à-dire variant entre $\frac{1}{1000}$ et $\frac{1}{3000}$ suffit d'ordinaire à tous les besoins.

Antiseptie opératoire. — Une fois la toilette de l'œil terminée et l'œil mis momentanément à l'abri de tout contact dangereux, le chirurgien doit achever, ou mieux, recommencer celle de ses mains.

Il est superflu d'entrer sur ce sujet dans d'inutiles détails, de même d'ailleurs, on peut se dispenser de dire qu'il faut éviter d'opérer au milieu de poussière que viendrait de soulever un balayage inopportun ou inintelligent.

Sous ce rapport, nous irions même jusqu'à conseiller, dans la mesure du possible, que la salle d'opération soit strictement réservée aux opérations et cela d'une façon exclusive, les pansements ordinaires et journaliers et même les examens des malades, seraient alors faits dans un local spécial un peu éloigné, afin d'éviter toutes les chances de contamination involontaire.

Au point de vue des instruments et de la propreté qui leur est indispensable, nous avons entendu émettre par un chirurgien éminent (1) l'idée qu'ils devaient toujours, avant d'être plongés dans le liquide antiseptique, être soigneusement lavés à l'eau ordinaire.

Au premier abord, la précaution paraît superflue, mais celui qui la préconise la justifie par les explications suivantes :

(1) Notre excellent confrère le professeur Chandelux.

Une solution un peu forte de sublimé, coagule le sang sur les lames de l'instrument et ce coagulum quoique existant sous la forme d'une couche très mince, met le métal à l'abri du contact du liquide antiseptique.

Après une opération, pour dissoudre cette espèce de vernis au moment d'une nouvelle intervention, et pour être bien sûr que cette dissolution a été complète et qu'on est en droit de compter sur la stérilisation absolue de la lame du couteau, l'usage de l'eau légèrement tiède pour le lavage peut avoir un réel avantage avant de plonger les instruments dans une solution plus active.

Pansement. — L'opération une fois terminée, reste la question du pansement.

En chirurgie, les idées qui ont actuellement cours semblent bien différentes de celles des générations médicales précédentes et, pour s'en convaincre, il n'y a pas lieu de remonter jusqu'à l'époque où l'on demandait aux applications faites sur les plaies des vertus *attractives ou répercussives, résolutives ou suppuratives, mondicatives ou sarcotiques.*

Il y a quelques années à peine, à l'époque, par exemple, où tous les pansements se faisaient à l'huile d'eucalyptus, la chirurgie obéissait sans s'en douter et sans y croire aux doctrines d'Ambroise Paré, on *médicamentait* les plaies. Suivant la nature des applications, on cherchait, comme le chirurgien d'Henry III, à *incarner, glutiner, cicatriser, seder douleur, mouvoir et provoquer ou arrêter le pus.*

Les résultats obtenus étaient loin de répondre à l'attente de ceux qui employaient la méthode, puisque des chirurgiens de grand sens pratique en étaient venus brusquement à se contenter des irrigations à l'eau tiède (Letiévant).

Allant plus loin dans cette voie, un Maître avait même cru pouvoir supprimer tout pansement, et sitôt après l'extraction d'une cataracte, il appliquait sur le nez du malade des lunettes convenables et le renvoyait sans bandes et sans pansement. Si cette pratique ne s'est pas maintenue longtemps, cela a tenu non pas à des insuccès, mais à des raisons d'ordre extra-médical.

Nous ne citerions pas ce fait puisé dans des souvenirs déjà anciens, s'il ne prouvait pas que, même avant les théories microbiennes, les pansements *médicamenteux* des plaies, étaient plutôt une concession faite aux idées du malade et à la tradition, qu'un acte de foi du chirurgien.

Aujourd'hui, en chirurgie générale, de même qu'en thérapeutique oculaire, on semble regarder les pansements simplement comme des moyens de contention immobilisant le terrain opératoire, favorisant ainsi la cicatrisation et la réunion des plaies tout en les mettant à l'abri des *externa* et des *circumfusa*, microbes ou spores.

C'est en obéissant à cette tendance que les oculistes après avoir essayé les pansements *antiseptiques* en sont revenus aujourd'hui simplement aux pansements *aseptiques.*

Le chirurgien ne compte plus sur le pansement quel qu'il soit pour détruire le bacille, il se charge lui-même de cette mission délicate et ne confie aux bandes, compresses et applications de coton que le soin de défendre l'œil contre les agents extérieurs.

Ambroise Paré demandait aide et secours à ses applications pour guérir ses plaies ; au coton employé aujourd'hui, le chirurgien ne demande que sa neutralité, mais il l'exige d'une façon absolue et la contrôle par les expériences les plus minutieusement et les plus sévèrement variées et renouvelées.

DEUXIÈME CONFÉRENCE

Influence des théories microbiennes sur le traitement des affections des voies lacrymales et des affections de la conjonctive

Après avoir jeté un rapide coup d'œil sur la thérapeutique générale des affections oculaires, si nous examinons successivement chacune des maladies du globe, nous aurons facilement la preuve que, dans bien des cas, la notion du microbe a amené une modification profonde dans le mode de traitement.

Comme nous l'avons déjà dit, pour que l'agent infectieux — microbe, bacille ou spore — décèle sa présence, il faut absolument qu'on lui ouvre la porte. C'est-à-dire que, par suite d'une inoculation accidentelle, la couche protectrice de cellules stratifiées qui appartient à l'épithelium des muqueuses, vienne à présenter des solutions de continuité.

Or, si ces solutions sont fréquentes dans certains cas, elles sont rares dans d'autres.

Si, par exemple, les ulcérations du nez sont facilement produites par l'introduction d'un doigt ou de tout autre corps étranger, soit même par certains actes normaux comme ceux qui consistent à éternuer ou à se moucher, il en résulte forcément que c'est par cette voie surtout que s'inoculent les affections contagieuses.

L'inoculation directe par la conjonctive est moins fréquente sans cependant être très rare.

En 1887, nous avions signalé l'importance de

l'examen de la muqueuse nasale dans certaines affections pour lesquelles le médecin oculiste est ordinairement consulté.

Quelque temps après, le docteur Chaumier, de Présigny-le-Grand, reprenant la question, montrait combien notre opinion était fondée. Depuis lors, le docteur V. Augagneur, chirurgien désigné de l'Antiquaille, dans une note très concluante, a affirmé la constante existence d'une rhinite chronique chez les enfants atteints de conjonctivite phlycténulaire à *répétition*, et la vraisemblance d'une relation de cause à effet entre ces deux maladies.

L'idée de la corrélation de deux affections à siège si différent ne pouvait naître que sous l'influence des théories microbiennes, et il faut reconnaître que cette idée semble aujourd'hui s'appuyer sur des faits indiscutables.

Comme le seul moyen de communication existant entre la muqueuse nasale et la muqueuse conjonctivale est constitué par les canaux lacrymaux, il était tout naturel de chercher si les affections des voies lacrymales n'étaient pas elles-mêmes des affections d'origine microbienne.

Les travaux sur ce sujet sont encore peu nombreux, mais, déjà, les statistiques publiées montrent que dans les cas de catarrhes purulents ou muco-purulents, des voies lacrymales, accompagnés ou non d'épiphora, un grand nombre était la conséquence d'affections des cornets.

Ce sont ces considérations d'ordre spéculatif qui ont induit certains médecins à accepter la méthode préconisée par le Dr Augagneur, et à traiter quelques affections des voies lacrymales par l'acide borique avec ou sans nitrate de bismuth.

Beaucoup d'autres praticiens estiment cette façon de faire insuffisante et, guidés par les mêmes considérations, emploient un traitement légèrement différent, mais qui répond aux mêmes indications.

Le traitement des épiphoras avec suppuration est, en effet, dans bien des cas, rendu très facile par l'emploi des irrigations nasales faites avec des liquides antiseptiques.

Les cas d'ozène accompagnés de larmoiement, les cas d'épiphora dus à des ulcérations des cornets ou au gonflement des muqueuses, sur lesquelles prolifèrent des croûtes impétigineuses, sont tout spécialement justifiables de ce moyen de traitement.

Nous avons même vu des cas d'épiphora réflexes qui ont disparu très rapidement sous l'influence de ce traitement. Il s'agissait de très petites plaies, d'aspect grisâtre, qui disparurent en quelques jours avec les injections de sublimé à $\frac{1}{3000}$ et qui, pendant longtemps, avaient causé un larmoiement réflexe, comme l'aurait pu faire un grain de tabac ou de poivre.

Il est fort probable que, sous l'influence de théories autres que les théories microbiennes, les malades dont nous parlons auraient subi sans succès l'incision des points lacrymaux et des cathétérismes aussi nombreux qu'inutiles.

D'ici peu, les observations de cette nature seront en nombre considérable, et une classification nouvelle des maladies des voies lacrymales s'imposera en même temps que le traitement, devenu plus rationnel et moins empirique, donnera plus de succès que par le passé.

Actuellement, il est acquis que grâce aux théories microbiennes, les affections des voies lacrymales, mieux connues dans leur étiologie, ont donné des succès plus nombreux.

La thérapeutique est devenue absolument inoffensive.

Des sondages inutiles ont été souvent évités.

Enfin, quand les épiphoras ou les suppurations symptomatiques d'affections à marche envahissante ont été diagnostiqués dès le début, la maladie n'a pu se propager à la muqueuse conjonctivale.

Combien de découvertes n'ont pas à leur actif autant de services rendus !

***

Le traitement des maladies des conjonctives a bénéficié dans une mesure plus large encore des idées nouvelles.

Là surtout, et à bref délai, les anciennes classifications se maintiendront difficilement, et les conjonctivites se diviseront, au point de vue clinique, en contagieuses microbiennes ou parasitaires et non contagieuses.

En attendant qu'un avenir prochain démontre si la conjonctivite rubéolique n'est pas le premier signe de l'intoxication de l'individu par un microbe dont le développement amène le catarrhe pulmonaire et l'exanthème fébrile, il est aujourd'hui démontré par le microscope que les ophtalmies, dites blenhorragiques ou néo-natorum, ont la même origine et les mêmes caractères histologiques.

Plus ou moins nombreux, les gonococci existent toujours dans les conjonctivites que nous venons de citer, et leur présence, facile à constater, fait que le médecin se tiendra toujours en garde, même quand cette maladie passe par des phases d'accalmie, simulant une affection plus bénigne.

Mieux connues, les conjonctivites dues aux gonocoques ont été traitées avec succès par des moyens rationnels moins douloureux que le nitrate d'argent, tels que les lotions antiseptiques, ou même aseptiques simplement; et ces méthodes, convenablement dirigées, ont à leur actif des guérisons aujourd'hui nombreuses et expliquées.

Les conjonctivites tuberculeuses, si terribles dans leurs conséquences (1), pourront être diagnostiquées, et une intervention rapide sauvera et la vue et la vie du patient; mais cette variété est si rare, qu'il est inutile de trop insister.

Bien que l'étiologie des conjonctivites granuleuses soit peu connue, ses caractères cliniques font prévoir — mais prévoir seulement — que là encore on trouvera probablement un microbe.

Le jour où cette découverte sera faite précèdera probablement de peu le moment où un remède sûr et prompt pourra être appliqué avec succès. Là, malheureusement, les théories microbiennes n'ont encore rien donné de positif.

Un nombre considérable de conjonctivites ont vu leur origine nettement éclairées par l'étude des habitudes de colonisation de certains microbes, et malgré leurs apparences variables, ces affections ont été rattachées à des affections localisées dans le nez, les voies lacrymales, la base des cils, ou même les couches superficielles de l'épiderme des paupières.

La connaissance des liens qui unissaient ces maladies n'a pas été stérile, puisqu'en attaquant sous toutes ses formes les manifestations d'une même entité morbide, la guérison a été obtenue plus rapidement, les rechutes ont été de moins en moins fréquentes, et certains médicaments, comme le précipité jaune par exemple, ont été employés d'autant plus largement que leur action curative

(1) Nous en avons vu des exemples dans le service de l'Hôtel-Dieu, lorsque nous étions Chef de clinique ophtalmologique; malheureusement, les observations sont encore inédites.

était expliquée par leurs propriétés microbicides.

Un autre bénéfice dont on est redevable à la microbiologie, c'est la distinction nettement faite aujourd'hui, malgré leur ressemblance apparente, entre les conjonctivites contagieuses ou parasitaires et les conjonctivites aiguës ou chroniques dues à des causes traumatiques par exemple.

Pour expliquer notre pensée :

Il y a quelques années, on englobait dans la même dénomination de *Conjonctivites chroniques*, aussi bien celles qui n'étaient que la propagation des affections parasitaires des cils ou des voies lacrymales, que celles qui étaient dues à des poussières irritantes, telles que la conjonctivite des fleuristes qui manient le feuillage coloré avec le vert de Scheele. Le même traitement était appliqué avec un succès différent et en apparence inexplicable.

Aujourd'hui, cette anomalie a disparu et la thérapeutique cherche la guérison dans des voies plus rationnelles et qui, par cela même, seront plus fécondes.

Le sulfate de cuivre, antiseptique énergique, reste l'arme par excellence contre l'invasion parasitaire, et les lotions hygiéniques avant et après le travail enrayent et même guérissent parfois certaines conjonctivites professionnelles.

Bon nombre de guérisons obtenues aujourd'hui doivent donc être comptées à l'actif de la théorie actuelle qui a jeté un peu de lumière dans une classification faite de confusion et d'obscurité.

TROISIÈME CONFÉRENCE

Affections des cils et du bord libre des paupières. — Action des pommades. — Affections de la cornée

Les voies lacrymales et les conjonctives ne constituent pas seules les annexes de l'œil. Les paupières et les cils dont le rôle protecteur est indispensable, peuvent également, suivant qu'ils sont en état de santé ou de maladie, contribuer au bon fonctionnement de l'organe de la vision.

Chez tous les scrofuleux, chez tous les malades dont un larmoiement abondant détruit ou ramollit la couche superficielle de l'épiderme, la paupière peut être le siège de diverses éruptions impétigineuses bien connues des dermatologistes et des oculistes.

La médecine actuelle agit maintenant à coup sûr. On ne se contente plus de ramollir les croûtes avec des cataplasmes et de les faire disparaître momentanément.

Le chirurgien ne se déclare plus satisfait quand il a prescrit une onction qui, faite avec un corps gras, doit empêcher la macération du tissu épidermique superficiel.

L'emploi raisonné des antiseptiques amène des guérisons qui semblent miraculeuses bien qu'elles ne soient cependant dues, qu'à l'application des connaissances acquises sur les bacilles.

En même temps qu'on ne voit plus certaines affections palpébrales récidiver indéfiniment, on peut, comme conséquence naturelle, prévoir que bientôt le nombre des entropions aura considérablement diminué.

Les ectropions dus très souvent aussi à des affections ciliaires chroniques diminueront dans la même proportion et pour les mêmes raisons.

Dès 1883-1884, nous nous étions préoccupé à l'Hôtel-Dieu de certaines formes de blépharites et nous notions, sur les observations de nos malades, les détails qui nous semblaient importants. Tantôt les cils sont, en effet, *agglutinés par leur base*, ou *soudés par la pointe*, tantôt ils sont *rares et maigres*, tantôt disposés par *touffes vigoureuses* séparées par des espaces absolument glabres.

Ces variétés auxquelles pendant longtemps on n'attachait pas d'importance, correspondent cependant à des indications fournies par les théories microbiennes.

Les cils agglutinés par la pointe et formant pinceau, sont l'indice d'une suppuration abondante ou d'un larmoiement réflexe qui indique manifestement que le médecin doit surtout s'attacher à la recherche des causes d'une conjonctivite aiguë, (épiphora, suite de lésions nasales, d'Iritis, etc.)

Si la base des cils forme comme une croûte solide d'où émergent les poils, c'est que l'ennemi provoque dans le follicule une inflammation et une suppuration qui ne tardera pas à être funeste au bulbe.

Si des îlots vigoureux subsistent à côté de plaies dénudées, on peut être sûr que microbes ou spores ont été détruits par le traitement depuis un certain temps, et alors, si le mal produit est irréparable, les craintes de propagation ont, du moins, disparu.

La classification clinique que nous indiquons pour les blépharites contient des indications thérapeutiques importantes, et explique l'antique réputation des pommades et leur maintien, malgré l'emploi, de plus en plus répandu, des lotions antiseptiques.

Le microbe, nous venons de le dire, est à craindre quand il s'attaque au bulbe du cil, où sa présence est décelée par une hypersécrétion anormale.

Sous la carapace, formée par le produit des glandes, il serait absolument invulnérable, les lotions et lavages ne pouvant *humecter* une surface lubréfiée par un produit graisseux comme le produit des glandes situées à la base des poils.

Théoriquement donc, les solutions *aqueuses* sont impuissantes.

Les solutions *alcooliques* ou *éthérées* pourraient dissoudre la graisse et apporter l'agent antiseptique dans les anfractuosités les plus cachées.

Malheureusement, la conjonctive est extrêmement impressionnable par les liquides de cette nature, et le malade les accepterait difficilement, ou même les repousserait avec obstination.

Unis à un corps gras, le sublimé et l'oxyde jaune hydragyrique peuvent, au contraire, se mêler intimement aux produits de sécrétion dont nous parlons. Une friction légère facilite leur pénétration comme par imbibition, grâce à la similitude de composition du médicament et de la croûte protectrice.

Si l'explication que nous donnons ici est la vraie, comme nous en sommes persuadé, c'est encore aux théories microbiennes qu'on doit la théorie de faits dès longtemps constatés, mais incomplètement expliqués.

***

Par sa situation superficielle, qui l'expose à tous les agents venant de l'extérieur, par l'analogie de la structure de sa couche externe avec l'épiderme cutané, la cornée devait avoir naturellement à souffrir des affections microbiennes. Il est vrai que la nature, en nettoyant continuellement la surface de ce ménisque, à l'aide des larmes, entraîne les corps étrangers par une irrigation salutaire, mais il est malheureusement prouvé que cette protection est insuffisante dans bien des cas.

Quand la couche épithéliale, vernis protecteur, disparaît, le microbe trouve une porte ouverte, et le danger est imminent.

Dans les *kératites ulcéreuses* proprement dites ou *phycténulaires*, la marche de l'agent de désorganisation semble être assez lente ; il faut plusieurs semaines pour que la cornée soit entièrement perforée, et ordinairement les malades réclament assez tôt les secours du médecin.

Les perforations complètes avec leucômes adhérents ne sont cependant pas absolument rares.

Dans les *ulcères traumatiques*, comme ceux qui résultent d'éclats de pierre surtout, quand la nature de l'agent vulnérant est telle, qu'il sert en même temps d'agent inoculateur, on voit les phénomènes se dérouler rapides et graves dès le début.

De même quand l'agent infectieux vient d'une suppuration chronique on voit évoluer rapidement une ulcération simple qui devient bientôt abcès, et abcès à hypopion.

Ces abcès furent, pendant une certaine époque, traités par l'iridectomie.

Cette opération, recommandée dès le début, fut essayée sans résultats appréciables, et bientôt on revint, pour ainsi dire d'instinct, aux antiseptiques, depuis le plus énergique de tous, le fer rouge, jusqu'à l'eau oxygénée, mais il faut avouer que les plus beaux succès furent obtenus dès le moment où on traita simultanément par les antiseptiques l'abcès, les conjonctives et les voies lacrymales.

Une dernière affection d'origine microbienne, sur laquelle nous devons dire un mot encore, est la *panophthalmie*, suite d'opérations graves et notamment de la cataracte.

L'observation démontrait depuis longtemps l'inocuité de certaines interventions et la gravité considérable d'opérations exécutées en apparence dans des conditions identiques. On cherchait vainement les remèdes à apporter à cet état de choses inexplicable en apparence.

A. de Grœffe, croyant réaliser un progrès immense, abandonnait le procédé français, dit de Daviel, pour l'extraction de la cataracte, et il croyait trouver dans l'iridectomie un *antiphlogistique* qui devait augmenter le nombre des succès.

Le célèbre professeur allemand ayant entrainé tous les chirurgiens sur ses traces pendant bien des années, même après sa mort (1870), ses idées dominèrent en oculistique.

Jusqu'à l'apparition des doctrines microbiennes, la clinique ophtalmologique de Lyon, qui constituait un vaste et magnifique champ d'expériences, cherchait en vain à obtenir, en imitant l'école allemande, une série de cent succès sur cent extractions de cataracte.

Chaque échec amenait une tentative dans une nouvelle direction. On modifia ou on perfectionna les instruments, les pansements, les détails opératoires, mais les résultats ne répondirent pas aux efforts, ainsi qu'on peut s'en convaincre en lisant la thèse du docteur Cuche.

Une révolution s'est opérée le jour où, ne croyant plus à la propriété *antiphlogistique* d'une méthode (incision linéaire ou iridectomie), on a cherché à appliquer les principes de l'antiseptie rigoureuse.

De plus, si la méthode française due à Daviel est rentrée en faveur, c'est aux théories microbiennes que les opérés de cataractes doivent aujourd'hui de garder intacte leur membrane irienne.

Dans les affections oculaires autres que celles que nous venons d'énumérer dans le courant de ces conférences, les théories microbiennes n'ayant encore apporté aucun fait nouveau certain, capable d'éclairer leur étiologie ou leur marche, la thérapeutique est restée stationnaire.

Des efforts sont encore nécessaires pour élucider certains points obscurs dans l'ophthalmie sympathique, le glaucôme, les atrophies du nerf optique et les chorio-rétinites par exemple. Quand ces efforts seront couronnés de succès, peut-être y aura-t-il lieu d'ajouter à ce travail un nouveau chapitre ; mais à l'heure actuelle, il nous a semblé que les progrès réalisés en ophthalmologie étaient déjà assez considérables pour que personne n'ait le droit de les ignorer, même en dehors des spécialistes. C'est pour cette raison que nous avons choisi ce sujet, pour inaugurer, cette année, les conférences de la Polyclinique.

Décembre 1889. — Janvier 1890.

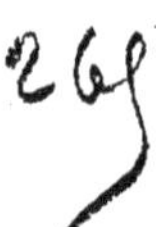

www.ingramcontent.com/pod-product-compliance
Ingram Content Group UK Ltd.
Pitfield, Milton Keynes, MK11 3LW, UK
UKHW020452220726
13923UKWH00005B/2493

9 782019 294090